L'ANALYSE CHIMIQUE

APPLIQUÉE

A l'Hygiène, à la Thérapeutique et à la Pathologie

PAR

Paul LABESSE

Pharmacien de 1ʳᵉ classe

PROFESSEUR SUPPLÉANT DE PHARMACIE ET MATIÈRE MÉDICALE

MEMBRE DE LA SOCIÉTÉ CHIMIQUE DE PARIS

EX-INTERNE DES HOPITAUX DE PARIS

ANCIEN CHIMISTE-EXPERT ET INSPECTEUR AU LABORATOIRE MUNICIPAL DE PARIS

LEÇON D'OUVERTURE

FAITE A L'ÉCOLE DE MÉDECINE D'ANGERS

Le 4 Novembre 1891

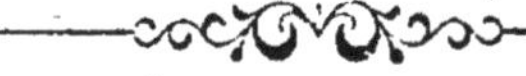

ANGERS

IMPRIMERIE GASTON PARÉ

RUE DU CORNET, 32 ET 34

1892

L'ANALYSE CHIMIQUE

APPLIQUÉE

A l'Hygiène, à la Thérapeutique et à la Pathologie

PAR

Paul LABESSE

Pharmacien de 1ʳᵉ classe

PROFESSEUR SUPPLÉANT DE PHARMACIE ET MATIÈRE MÉDICALE
MEMBRE DE LA SOCIÉTÉ CHIMIQUE DE PARIS
EX-INTERNE DES HOPITAUX DE PARIS
ANCIEN CHIMISTE-EXPERT ET INSPECTEUR AU LABORATOIRE MUNICIPAL DE PARIS

LEÇON D'OUVERTURE

FAITE A L'ÉCOLE DE MÉDECINE D'ANGERS

Le 4 Novembre 1891

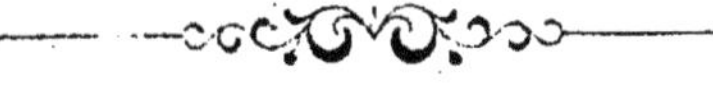

ANGERS

IMPRIMERIE GASTON PARÉ

RUE DU CORNET, 32 ET 34

—

1892

Monsieur l'Inspecteur,

Messieurs,

Il est dans les usages universitaires de donner dans la leçon d'ouverture un aperçu général du cours qui sera fait dans l'année. Vous me permettrez de déroger à cette règle, qui n'a du reste rien d'absolu, et d'aborder un sujet dont l'étude, malgré son utilité dans les sciences médicales et pharmaceutiques, a été longtemps négligée, et commence seulement maintenant à recevoir quelques développements. Je veux dire : l'analyse chimique, son application à l'hygiène, à la thérapeutique, à la pathologie.

Tel sera l'objet de cette leçon.

On peut définir l'analyse, la décomposition d'une substance en ses principes constituants. C'est là une définition générale et partant très vague. Elle doit être ainsi cependant pour pouvoir s'appliquer à toutes les variétés d'analyse, organique, inorganique, médicale, industrielle, agricole. Chacune de ces sortes d'analyse comporte elle-même une infinité de subdivisions sur lesquelles il est inutile d'insister ici. Je vous parlerai seulement de l'analyse chimique, intéressant plus spécialement la médecine et la pharmacie. Et, dans ces limites restreintes, on peut définir l'analyse au point de vue pratique, l'art de s'assurer de la valeur ou de la composition d'une substance pour en tirer des conclusions utiles à l'hygiène et à la thérapeutique. Mais « un art, dit Henry, qui s'exerce sur des matériaux em-

« pruntés à toutes les classes de corps, exige de la part
« de celui qui veut s'y livrer plusieurs études, ou préli-
« minaires ou simultanées, sans le secours desquelles il ne
« sera jamais qu'un manipulateur obscur et malhabile. »

Aussi, Messieurs, peut-on dire que nulles études ne
sont plus propices que la médecine et la pharmacie à
pratiquer l'art de l'analyse. Cela est reconnu si vrai,
que chaque jour, soit dans les Conseils d'hygiène, soit
dans les questions médico-légales, soit dans le règle-
ment d'affaires privées, médecins et pharmaciens sont
appelés à donner leur avis, appuyé souvent d'analyses
plus ou moins compliquées.

Au point de vue de l'hygiène, je retiendrai seulement
l'analyse des substances alimentaires et médicamen-
teuses, celle qui a pour but la recherche de la valeur
des aliments et des médicaments.

L'histoire de l'analyse alimentaire est intimement
liée à celle de la sophistication des aliments et des médicaments. Elle est la conséquence immédiate de celle-
ci. De même que c'est aux progrès de la civilisation
que nous devons attribuer la plupart des maladies qui
nous affligent, de même, peut-on dire, c'est aux raffi-
ments de cette même civilisation que nous devons la
sophistication des aliments et des médicaments.

L'altération des différentes substances nécessaires à
l'alimentation et à la médecine n'est, du reste, pas
chose nouvelle : dès 1513, à Tours, Colin publiait une
brochure sur la falsification des aliments.

A partir de cette époque, tant en France qu'à l'étranger, paraissent de nombreux travaux qui démontrent
que la falsification s'étend de jour en jour, des médicaments passe aux aliments, et envahit tout, jusqu'aux
choses les plus communes, les plus simples, les moins

coûteuses, à un tel point que Hassal fait remarquer que dans une seule journée la même personne peut introduire dans son estomac, à plusieurs reprises, un assortiment complet de tous les poisons sans sortir des habitudes ordinaires de la vie.

« Avec les viandes conservées, dit-il, poissons, anchois, sauces rouges, elle ingérera du bol d'Arménie, du rouge de Venise, du minium ou du sulfure de mercure. Au dîner, avec les sauces, le poivre, elle court les chances d'une seconde dose de ces drogues. Avec les pickles, fruits confits, légumes conservés, elle prend une certaine quantité de cuivre. Pour peu qu'il y ait des bonbons au dessert, il est probable que quelques-uns seront colorés avec des substances nuisibles. Le dîner peut être suivi de tasses de thé ou de bière qui contiendront des principes toxiques, de la coque du Levant et même de la strychnine. »

Ce tableau est sans doute exagéré. Il est rare qu'un consommateur ne rencontre que des aliments altérés, mais les analyses faites incessamment démontrent, comme le dit Coulier, que l'empoisonnement à longue échéance par les fraudeurs est un mal de tous les jours, qu'il est du devoir de l'hygiéniste de signaler partout et de combattre autant que possible.

La falsification est une altération volontaire ; aussi, le chimiste, chargé d'analyser un produit incriminé, ne doit-il pas la confondre avec l'altération due à un accident ou à une difficulté de préparation.

Il doit encore distinguer la falsification et l'altération de la substitution, volontaire ou inconsciente.

Le sel commun, par exemple, se compose en dehors du chlorure de sodium qui en fait la base, d'un certain nombre de substances telles que l'eau, les chlorures de calcium et de magnésium, les sulfates de chaux et de magnésie, de soude, des matières terreuses.

Ces différentes substances ne doivent pas être considérées comme des falsifications. Ce sont des impuretés du chlorure de sodium dues à une difficulté de préparation. Mais lorsque les proportions en sont exagérées, il y a évidemment falsification : Car il est facile et peu coûteux d'obtenir un sel commun ne contenant qu'une quantité minime des différents corps qui viennent d'être cités.

La falsification est encore plus évidente si le sel commun est additionné de sels de salaisons, de terre, de sablon, de grès pulvérisé, de sels de varech. Ces derniers même ont été l'objet d'une substitution frauduleuse qui, en 1827, produisit, dans le département de la Marne, des symptômes d'empoisonnement, qui atteignirent plus de 400 personnes.

L'analyse de ces sels y décela une proportion considérable de sels arsenicaux.

Tantôt la fraude prend l'aspect d'un perfectionnement, souvent breveté ; tantôt elle s'exerce sous le prétexte de conservation du produit, comme l'addition de l'acide salicylique aux boissons, celle de l'acide sulfurique aux vinaigres.

Les falsificateurs ont eu liberté presque complète de se livrer à leur lucrative industrie, tant que des procédés rigoureux d'analyse n'ont pas permis d'affirmer indubitablement la fraude.

Aujourd'hui, Messieurs, grâce aux progrès constants accomplis par la chimie, nous avons mille moyens de recherches qu'il est facile de mettre en pratique.

Avant de savoir procéder à une analyse portant sur des objets de nature aussi variée que celle des aliments et des médicaments empruntés à la matière médicale, il est évidemmant nécessaire de connaitre l'analyse purement chimique. Il faut entendre par analyse purement chimique, celle qui a pour but de distinguer les différents corps chimiques entre eux, ou de rechercher dans un corps composé quelconque, les corps simples qui le composent : c'est à dire savoir reconnaitre dans du chlorhydrate d'ammoniaque, l'acide chlorhydrique et l'ammoniaque et dans l'ammoniaque corps composé, l'azote et l'hydrogène corps simples.

L'analyse peut être qualitative ou quantitative.

Qualitative, elle a pour but de dévoiler simplement la nature des différentes substances qui composent le corps examiné. Elle décèle qu'une solution qui donne par l'acide chlorhydrique un précipité blanc noircissant à la lumière, insoluble dans l'acide azotique, soluble dans l'ammoniaque, renferme un sel d'argent.

Quantitative, l'analyse a pour objet de rechercher la proportion du corps que l'analyse qualitative a fait connaitre. Dans l'exemple qui vient de vous être donné, on procédera quantitativement, si l'on recherche le poids du sel d'argent qui se trouve en solution.

Dans l'analyse des aliments et des médicaments, ces deux opérations doivent souvent être mise en pratiqu simultanément. Il ne suffit pas, en effet, de s'assurer qu'un opium contient de la morphine pour affirmer la valeur de la drogue, il faut encore que cet opium possède un titre suffisant de morphine pour répondre aux exigences médicales.

D'autres fois, l'analyse qualitative seule sera nécessaire. On sait que le sulfate de cuivre ne se trouve à l'état naturel dans aucune des substances qui entrent dans la fabrication du pain. Cet aliment sera déclaré mauvais, si l'analyse qualitative y décèle du cuivre.

Il suffira de constater la présence de la fuchsine pour condamner un vin, sans rechercher la quantité de fuchsine qui a pu servir à la coloration du liquide.

Dans d'autres circonstances, c'est à l'analyse quantitative seule que le chimiste devra recourir.

Un simple examen physique permet de penser qu'une substance n'est falsifiée que par l'excès de certains de ses principes naturels. C'est ainsi qu'on recherchera immédiatement dans le lait la quantité des éléments principaux qui le composent, notamment du beurre, de la caséine, du sucre de lait, sans procéder au préalable à une analyse qualitative.

C'est dans cette application variable avec chaque substance, des procédés qualitatifs et quantitatifs que réside toute l'analyse alimentaire. Elle se distingue ainsi essentiellement de l'analyse purement chimique qui procède toujours d'abord qualitativement.

Elle s'en éloigne encore plus en ce que l'analyse purement chimique s'exerce sur des corps dont la composition approchée est souvent connue, et peut au moins toujours être exprimée en formules, tandis que l'analyse alimentaire s'exerce sur des substances dont la composition est loin de pouvoir être définie.

Il est encore une distinction qu'il est nécessaire d'établir et qui tire précisément son origine de la connaissance incomplète que nous avons de la composition de la plupart des aliments : C'est que l'analyse ne nous informe de leur véritable valeur qu'après avoir étudié, non seulement la quantité des éléments trouvés, mais encore les rapports de ces différents éléments entre eux. Le chimiste ne peut déclarer bon un vin dont le degré alcoolique est élevé, ou dont l'extrait sec est normal, il lui faut absolument la connaissance de ces deux éléments, au moins, et il est encore nécessaire que le rapport de l'extrait à l'alcool soit dans des limites étroites fixées par l'expérience passée, limites que pourra modifier encore l'expérience à venir.

Ce manque de précision absolue n'existe pas dans l'analyse des médicaments empruntés à la pharmacie chimique. Aussi l'exactitude rigoureuse des procédés la rend-elle d'une utilité d'autant plus incontestable que l'application en est plus exacte et plus facile.

Il faut avant toutes choses, s'assurer de l'identité du produit examiné et se mettre en garde contre les falsifications qui s'exercent, le fait a été malheureusement trop souvent confirmé, sur la majeure partie des médicaments. C'est une branche d'hygiène, disait Billot en 1836, surveillée avec trop peu de soin, et sur laquelle il serait urgent d'appeler toute la vigilance des savants les plus consciencieux et les plus éclairés.

Les falsifications portent surtout sur les drogues les plus usitées et partant les plus indispensables. Les nouveaux médicaments eux-mêmes ont à peine vu le jour que le falsificateur exerce sur eux sa coupable industrie et vient en déprécier la valeur thérapeutique. La codéine est remplacée en partie par du sucre de canne, la morphine par du phosphate de chaux, la pierre infernale par du nitrate de potasse, le kermès par de la brique pilée, le sous-nitrate de Bismuth par de l'amidon, le sulfate de quinine par de la fécule de pommes de terre.

Cette simple énumération suffit, Messieurs, à démontrer l'utilité de l'analyse des médicaments.

Et encore, le malade qui a foi dans le remède pour

obtenir le bien-être, doit-il s'estimer heureux de n'avoir que des substances inertes mélangées au médicament actif.

Le fraudeur, souvent, ne craint pas de substituer au vrai médicament des drogues dangereuses ou dont les effets peuvent être une cause aggravante du mal.

C'est ainsi qu'on a trouvé 17 0/0 de narcotine dans une morphine provenant d'Allemagne, jusqu'à 50 0/0 de ce même alcaloïde dans une morphine anglaise, et tout le monde a encore présent à la mémoire l'histoire de ce sulfate de quinine, de fabrication italienne, qui contenait des quantités considérables de cinchonine, habilement masquées par une couche légère de sulfate de quinine pur.

Dans l'essai des médicaments chimiques, l'attention de l'observateur doit être éveillée non seulement sur la falsification possible, mais aussi et surtout sur la trop fréquente substitution. En 1843, Chevalier, chargé d'analyser du sulfate de potasse, à la suite d'un acci- dent mortel, constata qu'à ce sel avait été substitué involontairement du sublimé corrosif. Du sulfate de potasse identique avait été livré par la même fabrique à nombre d'officines ; l'analyse de Chevalier en faisant arrêter immédiatement la vente de ce sel, prévint ainsi les suites épouvantables qu'aurait pu entraîner cette erreur. Les exemples analogues ne manquent pas — il serait superflu d'y insister.

Dans ces différents cas, le chimiste doit toujours commencer par l'examen physique de la substance. Cet examen le guidera dans les recherches à entreprendre. Il doit généralement d'abord caractériser le produit, procéder ensuite à l'analyse qualitative des corps étran- gers dont il suspecte ou craint la présence. Ce premier essai lui apprend si le corps est chimiquement pur, s'il renferme des substances étrangères, si leur présence est due à une falsification ou si elle est le résultat d'une altération, si ces substances sont ou non nuisibles.

La constatation d'une fraude ou celle d'un principe étranger d'activité plus grande que le médicament examiné, met fin à l'essai. Si l'analyse qualitative n'a dévoilé que des impuretés, le chimiste devra s'assurer, de la proportion de ces dernières. Cet essai quantitatif, suivi du dosage de la matière active, lui permet d'avoir des notions exactes sur la valeur du médicament.

Pour apprécier un iodure de potassium, le chimiste après s'être assuré de la présence de l'iode et du potassium, recherchera les falsifications possibles comme le chlorure ou bromure de potassium. — S'il constate que l'iodure n'est pas chimiquement pur et contient par exemple du carbonate de potasse, il dosera ce dernier et contrôlera ce dosage par l'essai quantitatif de l'iodure.

L'analyse pratique des médicaments chimiques se différencie donc de l'analyse alimentaire par la précision des moyens de recherche. Elle ne procède pas méthodiquement, comme l'analyse purement chimique; le chimiste s'inquiète, en effet, seulement de la présence de substances dangereuses ou de la quantité de principes étrangers inertes ou d'action analogue au produit, que peut lui faire suspecter un examen physique et chimique sommaire, et il lui est superflu souvent de caractériser séparément les divers éléments.

Il n'est plus aussi facile de distinguer de l'analyse chimique proprement dite, de l'analyse des médicaments et aliments, l'analyse médicale appliquée à la pathologie.

Elle agit sur des produits si variés, si dissemblables

et souvent encore si imparfaitement connus, qu'elle emprunte à l'analyse alimentaire son caractère d'indécision, mais d'un autre côté, les moyens de recherche de certains corps connus que l'on y rencontre sont si précis qu'elle est pour ainsi dire presque du domaine de la chimie pure.

L'étude de la matière animale et l'histoire chimique des phénomènes physiologiques qui se passent chez l'être vivant sont indispensables au chimiste qui veut se livrer à l'analyse pathologique.

Il lui faut de toute nécessité connaitre au moins les principaux phénomènes de la chimie biostatique, c'est-à-dire les lois de la production des composés organiques et de leur métamorphose dans l'animal. La science de cette analyse implique évidemment la connaissance de la composition à l'état normal des substances solides ou liquides sur lesquelles l'essai doit s'effectuer.

L'origine des composés organiques ou inorganiques de l'économie, leurs propriétés chimiques et physiques, leur action physiologique, l'état où ils se rencontrent dans l'organisme, leur élimination : tels sont autant de points que devra étudier le chimiste de l'analyse pathologique.

Il ne doit, en effet, point se borner à donner les résultats exacts des éléments dosés. Il doit rapprocher les chiffres, les commenter et formuler enfin une conclusion qui rende son analyse véritablement utile. Malheureusement la chimie pathologique n'a pas encore un nombre suffisant de documents précis pour pouvoir caractériser tous les états pathologiques. Toutefois elle est d'ores et déjà un auxiliaire puissant de la médecine moderne, et chaque jour voit de nouvelles recherches ajouter à son actif des observations précieuses.

Jusqu'à présent l'analyse pathologique s'est presque uniquement exercée sur les produits de la sécrétion rénale.

On peut dire que cette analyse date de toute antiquité.

Certains travaux d'Hippocrate tendent à déduire de l'uroscopie des éléments de diagnostic, de pronostic et de traitement, par le seul examen des sédiments urinaires.

Les Hindous savaient parfaitement tirer des conclusions médicales intéressantes de l'examen de la sécrétion rénale. Il est vrai que leur examen est sommaire et se borne à une simple constatation de la densité. « C'est en versant de l'huile dans le vase qui renferme les urines du malade, raconte Sprengel dans son *Histoire de la Médecine*, et en observant si elle surnage ou si elle se précipite, qu'ils pronostiquent la mort ou le rétablissement de la santé à la suite de la morsure des serpents venimeux. » Malgré la simplicité de ces essais, il n'en est pas moins très curieux de les retrouver dans la médecine des temps héroïques.

La découverte du phosphore par Brandt, appela l'attention des médecins du XVIIe siècle. Il se créa même une classe de médecins, dite médecins des urines qui malheureusement abusa de la crédulité publique et ne tarda pas à tomber dans le ridicule.

Aujourd'hui, Messieurs, ces essais ont repris un nouvel essor : Le développement donné aux laboratoires d'analyses spéciaux, dans toutes les écoles de médecine et de pharmacie, l'énorme production d'ouvrages relatifs à ce sujet ayant quelques-uns pour auteurs d'illustres savants, en sont une preuve irréfragable.

La composition des produits de la sécrétion rénale

varie suivant les conditions physiologiques et patholo- giques les plus diverses de l'économie. Ces variations sont quelquefois considérables et peuvent éclairer le diagnostic dans un grand nombre d'états morbi s.

Tantôt c'est la présence d'éléments anormaux qui servent à caractériser certaines affections pathologiques, comme la glucose pour le diabète, tantôt la variation des éléments normaux peut donner de précieuses indi- cations au médecin.

La diminution du chlorure de sodium par exemple, annonce chez les fébricitants une aggravation de la maladie, son absence est généralement l'indice d'une mort prochaine, la réapparition, au contraire, fera prévoir une défervescence et le retour à la quantité normale établira franchement la convalescence.

Quelquefois, on demandera aux produits de la sécré- tion rénale, par l'intermédiaire de témoins certains, comme le ferrocyanure de potassium, l'acide salicylique, quelle est l'activité vitale de l'organisme.

Comme le fait remarquer le professeur Gauthier, « on ne saurait trop consulter avec des yeux éclairés ce livre sans cesse ouvert où la nature inscrit à toute heure le bilan de l'organisme ».

A l'heure présente, le chimiste de la pathologie pousse encore plus loin ses investigations. Des produits de la sécrétion rénale, il est passé à l'étude du sang, de la lymphe, des sécrétions morbides et même des tissus.

L'analyse pathologique, on peut le dire aujourd'hui, est le complément obligatoire du diagnostic médical.

Elle le confirme et quelquefois elle est le seul moyen de déterminer rigoureusement le siège et la nature de certaines maladies.

Aussi bien dans les affections du domaine chirurgical que dans celles qui ressortissent de la médecine pure, l'analyse pathologique est utile. Les liquides ascitiques renferment une plus grande quantité d'urée que les liquides kystiques de l'ovaire. — On ne rencontre jamais la fibrine dans ceux-ci, alors qu'on pourra souvent la mettre en évidence dans ceux-là.

Dans ces différents essais, il faut que le chimiste procède d'abord à l'examen des caractères physiques de la substance à analyser, puis à l'essai qualitatif des principes anormaux. Il fera ensuite simultanément le dosage de ces derniers et des matières normales.

Pour effectuer ces recherches et ces dosages, il devra s'aider des procédés que l'expérience acquise lui indiquera comme le plus exacts. Car, plus encore que dans l'analyse des aliments et des médicaments, les méthodes de recherche de l'analyse médicale sont souvent loin d'être d'une application rigoureuse et facile. Fréquemment les essais portent sur des quantités minimes d'éléments et cette difficulté s'ajoute encore à celle résultant de l'insuffisance des moyens d'analyse.

Depuis les travaux de Julia Fontanelle, de Rayer jusqu'à ceux de Chevallier et de Méhu, pour ne citer que les disparus, nos connaissances ont beaucoup gagné en étendue et en précision, mais il reste encore beaucoup à faire. Aussi bien la science de l'analyse appliquée à l'hygiène alimentaire, à la thérapeutique et à la pathologie n'est encore qu'au début de ses progrès.

Le chimiste qui veut consciencieusement l'exercer devra souvent tenir en suspicion les résultats trouvés.

Il faut qu'il ait toujours présent à la mémoire ce mot de Sprengel : Le scepticisme est le meilleur appui de la véritable étude de la nature que son contemporain Strambio a traduit d'une façon plus explicite et plus imagée:

« Le doute est le drapeau des sciences qui progressent. »

Angers, 4 novembre 1891

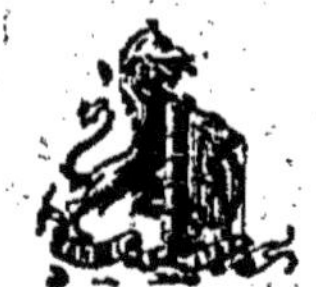

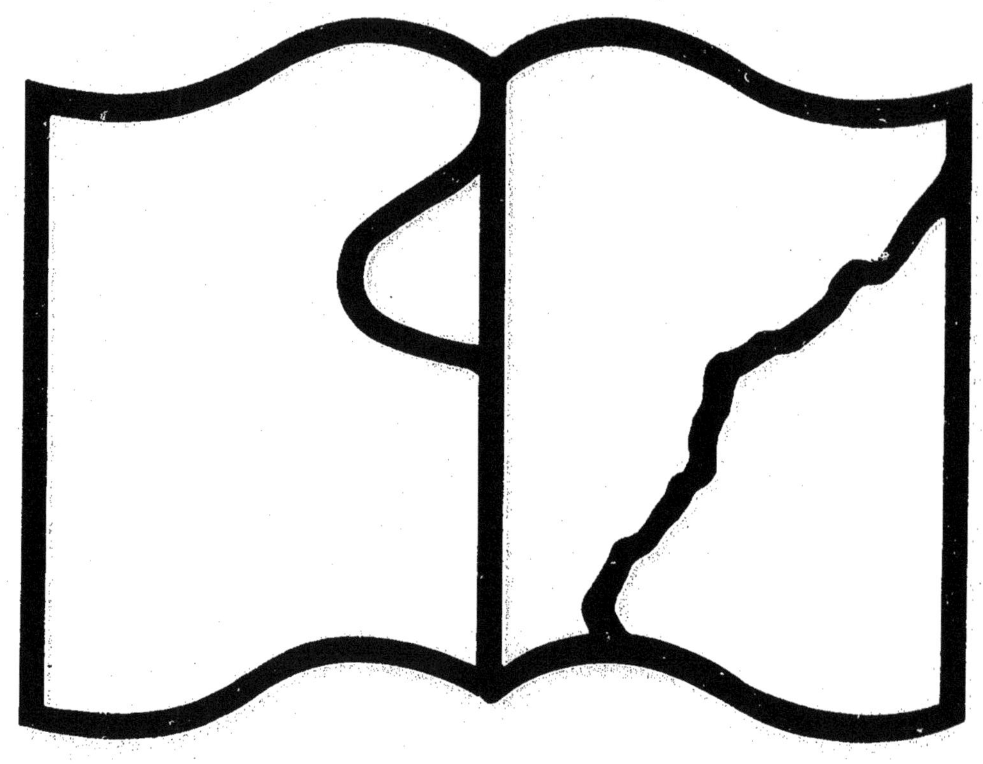

Texte détérioré — reliure défectueuse

NF Z 43-120-11

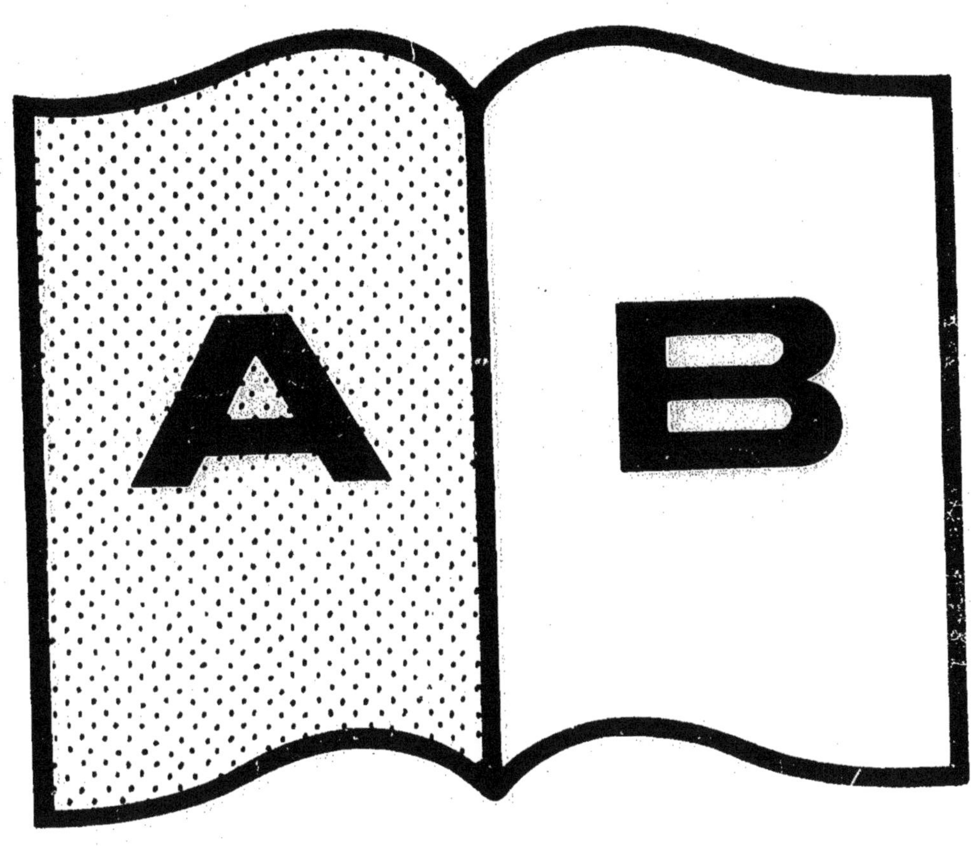

Contraste insuffisant

NF Z 43-120-14